Resep Vegan 2023

Resep lezat untuk mengesankan keluarga Anda dan menurunkan berat badan

Diana Mayasari

Ringkasan

Jamur shiitake goreng dengan tomat ceri 9
Parsnip panggang dan jamur champignon dengan kacang macadamia 11
Jamur goreng dengan tomat ceri dan kacang pinus 13
Kentang kari panggang 15
Bayam panggang dan parsnip 17
Kubis goreng dan ubi jalar 19
Selada air dan wortel goreng ala Sichuan 21
Bawang dan Lobak Panggang Pedas dan Pedas 23
wortel kari 25
Bayam dan Bawang Panggang Pedas 27
Ubi Jalar Panggang dan Bayam 29
Lobak goreng Bawang dan bayam 31
Selada Air dan Wortel Mentega Vegan Panggang 33
Brokoli dan Bayam Panggang 35
Kembang kol dan bawang goreng asap 37
Bit dan kubis Italia panggang 39
Selada air dan kentang panggang 41
Bayam panggang dengan buah zaitun 43
Bayam Panggang dengan Jalapeno Peppers 45

Kari Bayam Panggang	47
Tauge Thailand Pedas Goreng	49
Bayam pedas dan lobak dari Sichuan	51
Wortel dan bawang selada air Thailand	53
Ubi panggang dan ubi jalar	55
Ubi putih goreng dan kentang	57
Parsnip dan lobak Hungaria	59
Bayam Panggang Sederhana	61
Bayam dan Wortel Panggang Asia Tenggara	63
Kubis dan Kubis Brussel Panggang	65
Bayam dengan kari dan kentang	67
Kari ubi jalar dan kol	69
Selada air Jalapeno dan parsnip	71
Selada air dan brokoli dalam saus cabai dan bawang putih	73
Kubis Cina pedas dan brokoli	75
Bayam dan jamur shiitake	77
Bayam dan kentang dengan pesto	79
Ubi jalar dengan kari dan kubis hijau	81
Atasan lobak dan lobak dengan pesto	83
Swiss chard dan wortel dengan pesto	85
Kubis Cina dan wortel dalam saus cabai dan bawang putih	87
Bagian atas lobak dan parsnip direbus	89
Kubis dan brokoli direbus	90
Endive dan wortel dimasak dengan pesto	92

Slow Cooker Romaine Lettuce dan Brussels Sprouts 94
Kentang yang dimasak endive dan lambat 95
Sayuran lobak dan lobak yang dimasak lambat dengan mentega vegan vegan 97
Kubis dan parsnip ditumis dengan mentega vegan 99
Bayam dan Wortel Gaya Cina yang Dimasak Lambat 101
Kubis Cina dan wortel yang dimasak lambat 103
Slow Cooker Mikro Sayuran dan Kentang 105
Sayuran dan kentang yang dimasak lambat 107
Kubis ungu dan kentang yang dimasak lambat 109
Kubis dan wortel direbus 110
Endive yang dimasak lambat dalam saus pesto 112
Atasan Lobak yang Dimasak Lambat dengan Pesto 114
Kubis Cina yang Dimasak Lambat dalam Saus Kacang Kuning 116
Atasan lobak dan kentang rebus pesto 118
Jamur shiitake goreng dengan tomat ceri 120
Parsnip panggang dan jamur champignon dengan kacang macadamia 122
Jamur goreng dengan tomat ceri dan kacang pinus 124
Kentang kari panggang 126
Bayam panggang dan parsnip 128
Kubis goreng dan ubi jalar 130
Selada air dan wortel goreng ala Sichuan 132
Bawang dan Lobak Panggang Pedas dan Pedas 134

wortel kari 136
Bayam dan Bawang Panggang Pedas 138
Ubi Jalar Panggang dan Bayam 140
Lobak goreng Bawang dan bayam 142
Selada Air dan Wortel Mentega Vegan Panggang 144
Brokoli dan Bayam Panggang 146
Kembang kol dan bawang goreng asap 148
Bit dan kubis Italia panggang 150
Selada air dan kentang panggang 152
Bayam panggang dengan buah zaitun 154
Bayam Panggang dengan Jalapeno Peppers 156
Kari Bayam Panggang 158
Tauge Thailand Pedas Goreng 160
Bayam pedas dan lobak dari Sichuan 162
Wortel dan bawang selada air Thailand 164
Ubi panggang dan ubi jalar 166
Ubi putih goreng dan kentang 168
Parsnip dan lobak Hungaria 170
Bayam Panggang Sederhana 172
Bayam dan Wortel Panggang Asia Tenggara 174
Kubis dan Kubis Brussel Panggang 176
Bayam dengan kari dan kentang 178
Kari ubi jalar dan kol 180
Selada air Jalapeno dan parsnip 182

Selada air dan brokoli dalam saus cabai dan bawang putih 184

Bok Choy Pedas dan Brokoli 186

Bayam dan jamur shiitake 188

Bayam dan kentang dengan pesto 190

Kari ubi jalar dan kol.. 192

Atasan lobak dan lobak dengan pesto 194

Swiss chard dan wortel dengan pesto.. 196

Bok Choy dan Wortel dalam Saus Bawang Putih Cabai 198

Lobak hijau dan parsnip dimasak dengan api kecil 200

Kubis dan Brokoli Dimasak Lambat... 202

Endive dan wortel dimasak dengan pesto.. 204

Selada Romaine yang Dimasak Lambat dan Kubis Brussel 206

Kentang yang dimasak endive dan lambat.. 208

Sayuran lobak dan lobak yang dimasak lambat dengan mentega vegan vegan... 210

Kubis dan parsnip ditumis dengan mentega vegan 212

Bayam dan Wortel Gaya Cina yang Dimasak Lambat 214

Bok Choy dan Wortel Slow Cooker... 216

Slow Cooker Mikro Sayuran dan Kentang 218

Jamur shiitake goreng dengan tomat ceri

bahan-bahan

1 pon lobak, dibelah dua

2 sendok makan minyak zaitun extra virgin

1/2 pon jamur shiitake

8 siung bawang putih yang belum dikupas

3 sendok makan minyak wijen

garam laut dan lada hitam secukupnya

1/4 pon tomat ceri

3 sendok makan kacang mete panggang

1/4 pon bayam, iris tipis

Memanaskan lebih dulu oven ke 425 derajat F.

Sebarkan kentang di wajan

Gerimis dengan 2 sendok makan minyak dan panggang selama 15 menit, berputar sekali.

Tambahkan batang jamur, menghadap ke atas

Tambahkan siung bawang putih ke dalam wajan dan masak sampai berwarna cokelat keemasan

Gerimis dengan 1 sendok makan minyak wijen dan bumbui dengan garam laut dan lada hitam.

Masukkan kembali ke dalam oven dan didihkan selama 5 menit.

Tambahkan tomat ceri ke dalam wajan.

Kembali ke oven dan tumis sampai jamur empuk, 5 menit.

Taburkan kacang mete di atas kentang dan jamur.

Sajikan dengan bayam.

Parsnip panggang dan jamur champignon dengan kacang macadamia

bahan-bahan

1 pon parsnip, dibelah dua

2 sendok makan minyak zaitun extra virgin

1/2 pon jamur kancing

8 siung bawang putih yang belum dikupas

2 sendok makan thyme segar cincang

1 sendok makan minyak zaitun extra virgin

garam laut dan lada hitam secukupnya

1/4 pon tomat ceri

3 sendok makan kacang macadamia panggang

1/4 pon bayam, iris tipis

Memanaskan lebih dulu oven ke 425 derajat F.

Sebarkan parsnip di wajan

Gerimis dengan 2 sendok makan minyak zaitun dan masak selama 15 menit, berputar sekali.

Tambahkan batang jamur, menghadap ke atas

Tambahkan siung bawang putih ke dalam wajan dan masak sampai berwarna cokelat keemasan

Taburi dengan timi.

Gerimis dengan 1 sendok makan minyak zaitun dan bumbui dengan garam laut dan lada hitam.

Masukkan kembali ke dalam oven dan didihkan selama 5 menit.

Tambahkan tomat ceri ke dalam wajan.

Kembali ke oven dan tumis sampai jamur empuk, 5 menit.

Taburkan kacang macadamia di atas kentang dan jamur.

Sajikan dengan bayam.

Jamur goreng dengan tomat ceri dan kacang pinus

bahan-bahan

1 pon kentang, potong setengah

2 sendok makan minyak zaitun extra virgin

1/2 pon jamur kancing

8 siung bawang putih yang belum dikupas

2 sdt. jinten

1 sendok teh. biji annato

½ sdt. cabe rawit

1 sendok makan minyak zaitun extra virgin

garam laut dan lada hitam secukupnya

1/4 pon tomat ceri

3 sendok makan kacang pinus panggang

1/4 pon bayam, iris tipis

Memanaskan lebih dulu oven ke 425 derajat F.

Sebarkan kentang di wajan

Gerimis dengan 2 sendok makan minyak zaitun dan masak selama 15 menit, berputar sekali.

Tambahkan batang jamur, menghadap ke atas

Tambahkan siung bawang putih ke dalam wajan dan masak sampai berwarna cokelat keemasan

Taburi dengan biji jintan, cabai rawit, dan annatto.

Gerimis dengan 1 sendok makan minyak zaitun dan bumbui dengan garam laut dan lada hitam.

Masukkan kembali ke dalam oven dan didihkan selama 5 menit.

Tambahkan tomat ceri ke dalam wajan.

Kembali ke oven dan tumis sampai jamur empuk, 5 menit.

Taburkan kacang pinus di atas kentang dan jamur.

Sajikan dengan bayam.

Kentang kari panggang

BAHAN-BAHAN

1 ½ pon kentang, kupas dan potong-potong berukuran 1 inci

½ bawang bombay, cincang halus

secangkir air

½ kubus sayuran, remuk

1 sendok makan. Minyak zaitun yang tidak dimurnikan

½ sendok teh jintan

½ sendok teh ketumbar bubuk

½ sendok teh garam masala

½ sendok teh bubuk cabai

paprika hitam

½ pon bayam segar, cincang kasar

Masukkan semua bahan ke dalam slow cooker kecuali yang terakhir.

Masukkan segenggam bayam dan isi slow cooker.

Jika Anda tidak bisa memasukkan semuanya sekaligus, biarkan batch pertama matang terlebih dahulu dan tambahkan lebih banyak bayam.

Masak selama 3 hingga 4 jam dengan api sedang hingga kentang empuk.

Kikis sisinya dan sajikan.

Bayam panggang dan parsnip

BAHAN-BAHAN

1 ½ pon parsnip, kupas dan potong-potong berukuran 1 inci

½ bawang merah, cincang halus

secangkir air

½ kubus sayuran, remuk

1 sendok makan. Minyak zaitun yang tidak dimurnikan

½ sendok teh jintan

½ sendok teh biji annatto

½ sendok teh cabai rawit

½ sendok teh bubuk cabai

paprika hitam

½ pon bayam segar, cincang kasar

Masukkan semua bahan ke dalam slow cooker kecuali yang terakhir.

Masukkan segenggam bayam dan isi slow cooker.

Jika Anda tidak bisa memasukkan semuanya sekaligus, biarkan batch pertama matang terlebih dahulu dan tambahkan lebih banyak bayam.

Masak selama 3 hingga 4 jam dengan api sedang hingga kentang empuk.

Kikis sisinya dan sajikan.

Kubis goreng dan ubi jalar

BAHAN-BAHAN

1 ½ pon ubi jalar, kupas dan potong-potong berukuran 1 inci

½ bawang bombay, cincang halus

secangkir air

½ kubus sayuran, remuk

1 sendok makan. Minyak zaitun yang tidak dimurnikan

½ sendok teh jintan

½ sendok teh lada jalapeno, cincang

½ sendok teh paprika

½ sendok teh bubuk cabai

paprika hitam

½ pon kol segar, cincang kasar

Masukkan semua bahan ke dalam slow cooker kecuali yang terakhir.

Taburi dengan segenggam kol dan isi slow cooker.

Jika Anda tidak bisa memasukkan semuanya sekaligus, biarkan batch pertama matang terlebih dahulu dan tambahkan lebih banyak kol.

Masak selama 3 hingga 4 jam dengan api sedang hingga kentang empuk.

Kikis sisinya dan sajikan.

Selada air dan wortel goreng ala Sichuan

BAHAN-BAHAN

1 ½ pon wortel, kupas dan potong-potong berukuran 1 inci

½ bawang merah, cincang halus

secangkir air

½ kubus sayuran, remuk

1 sendok makan. minyak wijen

½ sendok teh 5 bubuk bumbu Cina

½ sendok teh merica Sichuan

½ sendok teh bubuk cabai

paprika hitam

½ pon selada air segar, cincang kasar

Masukkan semua bahan ke dalam slow cooker kecuali yang terakhir.

Tuang segenggam selada air di atasnya dan isi slow cooker.

Jika Anda tidak bisa memasukkan semuanya sekaligus, biarkan adonan pertama matang dan tambahkan lebih banyak selada air.

Masak selama 3 hingga 4 jam dengan api sedang hingga wortel lunak.

Kikis sisinya dan sajikan.

Bawang dan Lobak Panggang Pedas dan Pedas

BAHAN-BAHAN

1 ½ pon lobak, kupas dan potong-potong berukuran 1 inci

½ bawang bombay, cincang halus

secangkir air

½ kubus sayuran, remuk

1 sendok makan. Minyak zaitun yang tidak dimurnikan

½ sendok teh jintan

½ sendok teh biji annatto

½ sendok teh cabai rawit

½ sendok teh air jeruk nipis

paprika hitam

½ pon bayam segar, cincang kasar

Masukkan semua bahan ke dalam slow cooker kecuali yang terakhir.

Masukkan segenggam bayam dan isi slow cooker.

Jika Anda tidak bisa memasukkan semuanya sekaligus, biarkan batch pertama matang terlebih dahulu dan tambahkan lebih banyak bayam.

Masak selama 3 hingga 4 jam dengan api sedang sampai sayuran akar lunak.

Kikis sisinya dan sajikan.

wortel kari

BAHAN-BAHAN

1 ½ pon wortel, kupas dan potong-potong berukuran 1 inci

½ bawang bombay, cincang halus

secangkir air

½ kubus sayuran, remuk

1 sendok makan. Minyak zaitun yang tidak dimurnikan

½ sendok teh jintan

½ sendok teh ketumbar bubuk

½ sendok teh garam masala

½ sendok teh bubuk cabai

paprika hitam

½ pon kol segar, cincang kasar

Masukkan semua bahan ke dalam slow cooker kecuali yang terakhir.

Taburi dengan segenggam kol dan isi slow cooker.

Jika Anda tidak bisa memasukkan semuanya sekaligus, biarkan batch pertama matang terlebih dahulu dan tambahkan lebih banyak kol.

Masak selama 3 hingga 4 jam dengan api sedang sampai sayuran akar lunak.

Kikis sisinya dan sajikan.

Bayam dan Bawang Panggang Pedas

BAHAN-BAHAN

1 ½ pon wortel, kupas dan potong-potong berukuran 1 inci

½ bawang bombay, cincang halus

secangkir air

½ kubus sayuran, remuk

1 sendok makan. Minyak zaitun yang tidak dimurnikan

½ sendok teh jintan

½ sendok teh biji annatto

½ sendok teh cabai rawit

½ sendok teh air jeruk nipis

paprika hitam

½ pon bayam segar, cincang kasar

Masukkan semua bahan ke dalam slow cooker kecuali yang terakhir.

Masukkan segenggam bayam dan isi slow cooker.

Jika Anda tidak bisa memasukkan semuanya sekaligus, biarkan batch pertama matang terlebih dahulu dan tambahkan lebih banyak bayam.

Masak selama 3 hingga 4 jam dengan api sedang sampai sayuran akar lunak.

Kikis sisinya dan sajikan.

Ubi Jalar Panggang dan Bayam

BAHAN-BAHAN

1 ½ pon ubi jalar, kupas dan potong-potong berukuran 1 inci

½ bawang bombay, cincang halus

secangkir air

½ kubus sayuran, remuk

2 sdm. mentega atau margarin vegan

½ sendok teh Herbes de Provence

½ sendok teh timi

½ sendok teh bubuk cabai

paprika hitam

½ pon bayam segar, cincang kasar

Masukkan semua bahan ke dalam slow cooker kecuali yang terakhir.

Masukkan segenggam bayam dan isi slow cooker.

Jika Anda tidak bisa memasukkan semuanya sekaligus, biarkan batch pertama matang terlebih dahulu dan tambahkan lebih banyak bayam.

Masak selama 3 hingga 4 jam dengan api sedang hingga kentang empuk.

Kikis sisinya dan sajikan.

Lobak goreng Bawang dan bayam

BAHAN-BAHAN

1 ½ pon lobak, kupas dan potong-potong berukuran 1 inci

½ bawang bombay, cincang halus

secangkir air

½ kubus sayuran, remuk

1 sendok makan. Minyak zaitun yang tidak dimurnikan

2 sdt. Bawang putih-cincang

½ sendok teh air jeruk nipis

½ sendok teh bubuk cabai

paprika hitam

½ pon bayam segar, cincang kasar

Masukkan semua bahan ke dalam slow cooker kecuali yang terakhir.

Masukkan segenggam bayam dan isi slow cooker.

Jika Anda tidak bisa memasukkan semuanya sekaligus, biarkan batch pertama matang terlebih dahulu dan tambahkan lebih banyak bayam.

Masak selama 3 hingga 4 jam dengan api sedang hingga lobak empuk.

Kikis sisinya dan sajikan.

Selada Air dan Wortel Mentega Vegan Panggang

BAHAN-BAHAN

1 ½ pon wortel, kupas dan potong-potong berukuran 1 inci

½ bawang bombay, cincang halus

secangkir air

½ kubus sayuran, remuk

1 sendok makan. mentega/margarin vegetarian

1 sendok teh bawang putih, cincang

½ sendok teh jus lemon

paprika hitam

½ pon selada air segar, cincang kasar

Masukkan semua bahan ke dalam slow cooker kecuali yang terakhir.

Tuang segenggam selada air di atasnya dan isi slow cooker.

Jika Anda tidak bisa memasukkan semuanya sekaligus, biarkan adonan pertama matang dan tambahkan lebih banyak selada air.

Masak selama 3 hingga 4 jam dengan api sedang hingga wortel lunak.

Kikis sisinya dan sajikan.

Brokoli dan Bayam Panggang

BAHAN-BAHAN

1 ½ pon kuntum brokoli

½ bawang bombay, cincang halus

secangkir air

½ kubus sayuran, remuk

1 sendok makan. Minyak zaitun yang tidak dimurnikan

½ sendok teh jintan

½ sendok teh bubuk cabai

paprika hitam

½ pon bayam segar, cincang kasar

Masukkan semua bahan ke dalam slow cooker kecuali yang terakhir.

Masukkan segenggam bayam dan isi slow cooker.

Jika Anda tidak bisa memasukkan semuanya sekaligus, biarkan batch pertama matang terlebih dahulu dan tambahkan lebih banyak bayam.

Masak selama 3 hingga 4 jam dengan api sedang hingga brokoli empuk.

Kikis sisinya dan sajikan.

Kembang kol dan bawang goreng asap

BAHAN-BAHAN

1 ½ pon kembang kol, kupas dan potong menjadi 1 inci

½ bawang merah, cincang halus

secangkir air

½ kubus sayuran, remuk

1 sendok makan. Minyak zaitun yang tidak dimurnikan

½ sendok teh jintan

½ sendok teh bubuk cabai

paprika hitam

½ pon bayam segar, cincang kasar

Masukkan semua bahan ke dalam slow cooker kecuali yang terakhir.

Masukkan segenggam bayam dan isi slow cooker.

Jika Anda tidak bisa memasukkan semuanya sekaligus, biarkan batch pertama matang terlebih dahulu dan tambahkan lebih banyak bayam.

Masak selama 3 hingga 4 jam dengan api sedang hingga kentang empuk.

Kikis sisinya dan sajikan.

Bit dan kubis Italia panggang

BAHAN-BAHAN

1 ½ pon bit, kupas dan potong-potong berukuran 1 inci

½ bawang merah, cincang halus

secangkir air

½ kubus sayuran, remuk

1 sendok makan. Minyak zaitun yang tidak dimurnikan

½ sendok teh saus Italia

paprika hitam

½ pon kol segar, cincang kasar

Masukkan semua bahan ke dalam slow cooker kecuali yang terakhir.

Taburi dengan segenggam kol dan isi slow cooker.

Jika Anda tidak bisa memasukkan semuanya sekaligus, biarkan batch pertama matang terlebih dahulu dan tambahkan lebih banyak kol.

Masak selama 3 hingga 4 jam dengan api sedang hingga bit lunak.

Kikis sisinya dan sajikan.

Selada air dan kentang panggang

BAHAN-BAHAN

1 ½ pon kentang, kupas dan potong-potong berukuran 1 inci

½ bawang bombay, cincang halus

secangkir air

½ kubus sayuran, remuk

1 sendok makan. minyak zaitun

½ sendok teh jahe bubuk

2 batang serai

½ sendok teh daun bawang, cincang

½ sendok teh bubuk cabai

paprika hitam

½ pon selada air, cincang kasar

Masukkan semua bahan ke dalam slow cooker kecuali yang terakhir.

Tuang segenggam selada air di atasnya dan isi slow cooker.

Jika Anda tidak bisa memasukkan semuanya sekaligus, biarkan adonan pertama matang dan tambahkan lebih banyak selada air.

Masak selama 3 hingga 4 jam dengan api sedang hingga kentang empuk.

Kikis sisinya dan sajikan.

Bayam panggang dengan buah zaitun

BAHAN-BAHAN

1 ½ pon kentang, kupas dan potong-potong berukuran 1 inci

½ zaitun hijau, iris tipis

secangkir air

½ kubus sayuran, remuk

1 sendok makan. Minyak zaitun yang tidak dimurnikan

½ sendok teh jintan

½ sendok teh bubuk cabai

paprika hitam

½ pon bayam segar, cincang kasar

Masukkan semua bahan ke dalam slow cooker kecuali yang terakhir.

Masukkan segenggam bayam dan isi slow cooker.

Jika Anda tidak bisa memasukkan semuanya sekaligus, biarkan batch pertama matang terlebih dahulu dan tambahkan lebih banyak bayam.

Masak selama 3 hingga 4 jam dengan api sedang hingga kentang empuk.

Kikis sisinya dan sajikan.

Bayam Panggang dengan Jalapeno Peppers

BAHAN-BAHAN

1 ½ pon kuntum brokoli

½ bawang bombay, cincang halus

secangkir air

½ kubus sayuran, remuk

1 sendok makan. Minyak zaitun yang tidak dimurnikan

½ sendok teh jintan

8 paprika jalapeno, cincang halus

1 lada ancho

½ sendok teh bubuk cabai

paprika hitam

½ pon bayam segar, cincang kasar

Masukkan semua bahan ke dalam slow cooker kecuali yang terakhir.

Masukkan segenggam bayam dan isi slow cooker.

Jika Anda tidak bisa memasukkan semuanya sekaligus, biarkan batch pertama matang terlebih dahulu dan tambahkan lebih banyak bayam.

Masak selama 3 hingga 4 jam dengan api sedang hingga brokoli empuk.

Kikis sisinya dan sajikan.

Kari Bayam Panggang

BAHAN-BAHAN

1 ½ pon kentang, kupas dan potong-potong berukuran 1 inci

½ bawang bombay, cincang halus

secangkir air

½ kubus sayuran, remuk

1 sendok makan. Minyak zaitun yang tidak dimurnikan

½ sendok teh jintan

½ sendok teh ketumbar bubuk

½ sendok teh garam masala

½ sendok teh bubuk cabai

paprika hitam

½ pon bayam segar, cincang kasar

Masukkan semua bahan ke dalam slow cooker kecuali yang terakhir.

Masukkan segenggam bayam dan isi slow cooker.

Jika Anda tidak bisa memasukkan semuanya sekaligus, biarkan batch pertama matang terlebih dahulu dan tambahkan lebih banyak bayam.

Masak selama 3 hingga 4 jam dengan api sedang hingga kentang empuk.

Kikis sisinya dan sajikan.

Tauge Thailand Pedas Goreng

BAHAN-BAHAN

1 ½ pon kuntum kembang kol, direbus (direndam dalam air mendidih lalu didinginkan)

½ cangkir tauge, dibilas

½ cangkir air

½ kubus sayuran, remuk

1 sendok makan. minyak wijen

½ sendok teh pasta cabai Thailand

½ sendok teh saus Sriracha panas

½ sendok teh bubuk cabai

2 buah cabai rawit, cincang

paprika hitam

½ pon bayam segar, cincang kasar

Masukkan semua bahan ke dalam slow cooker kecuali yang terakhir.

Masukkan segenggam bayam dan isi slow cooker.

Jika Anda tidak bisa memasukkan semuanya sekaligus, biarkan batch pertama matang terlebih dahulu dan tambahkan lebih banyak bayam.

Masak selama 3 hingga 4 jam dengan api sedang hingga kentang empuk.

Kikis sisinya dan sajikan.

Bayam pedas dan lobak dari Sichuan

BAHAN-BAHAN

1 ½ pon lobak, kupas dan potong-potong berukuran 1 inci

½ bawang bombay, cincang halus

secangkir air

½ kubus sayuran, remuk

1 sendok makan. minyak wijen

½ sendok teh pasta lada bawang putih

½ sendok teh merica Sichuan

1 bintang adas manis

2 buah cabai rawit, cincang

paprika hitam

½ pon bayam segar, cincang kasar

Masukkan semua bahan ke dalam slow cooker kecuali yang terakhir.

Masukkan segenggam bayam dan isi slow cooker.

Jika Anda tidak bisa memasukkan semuanya sekaligus, biarkan batch pertama matang terlebih dahulu dan tambahkan lebih banyak bayam.

Masak selama 3 hingga 4 jam dengan api sedang hingga lobak empuk.

Kikis sisinya dan sajikan.

Wortel dan bawang selada air Thailand

BAHAN-BAHAN

1 ½ pon wortel, kupas dan potong-potong berukuran 1 inci

½ bawang bombay, cincang halus

secangkir air

½ kubus sayuran, remuk

1 sendok makan. Minyak zaitun yang tidak dimurnikan

1 sendok makan. minyak wijen

½ sendok teh pasta cabai Thailand

½ sendok teh saus Sriracha panas

½ sendok teh bubuk cabai

2 buah cabai rawit, cincang

paprika hitam

½ pon selada air, cincang kasar

Masukkan semua bahan ke dalam slow cooker kecuali yang terakhir.

Tuang segenggam selada air di atasnya dan isi slow cooker.

Jika Anda tidak bisa memasukkan semuanya sekaligus, biarkan adonan pertama matang dan tambahkan lebih banyak selada air.

Masak selama 3 hingga 4 jam dengan api sedang hingga wortel lunak.

Kikis sisinya dan sajikan.

Ubi panggang dan ubi jalar

BAHAN-BAHAN

½ pon ubi ungu, kupas dan potong-potong berukuran 1 inci

1 pon ubi jalar, kupas dan potong 1 inci

½ bawang bombay, cincang halus

secangkir air

½ kubus sayuran, remuk

1 sendok makan. Minyak zaitun yang tidak dimurnikan

paprika hitam

½ pon bayam segar, cincang kasar

Masukkan semua bahan ke dalam slow cooker kecuali yang terakhir.

Masukkan segenggam bayam dan isi slow cooker.

Jika Anda tidak bisa memasukkan semuanya sekaligus, biarkan batch pertama matang terlebih dahulu dan tambahkan lebih banyak bayam.

Masak selama 3 hingga 4 jam dengan api sedang hingga kentang empuk.

Kikis sisinya dan sajikan.

Ubi putih goreng dan kentang

BAHAN-BAHAN

1/2 paun kentang, kupas dan potong 1 inci

½ pon ubi putih, kupas dan potong-potong berukuran 1 inci

1/2 paun wortel, kupas dan potong 1 inci

½ bawang merah, cincang halus

secangkir air

½ kubus sayuran, remuk

1 sendok makan. Minyak zaitun yang tidak dimurnikan

½ sendok teh jintan

½ sendok teh ketumbar bubuk

½ sendok teh garam masala

½ sendok teh cabai rawit

paprika hitam

½ pon bayam segar, cincang kasar

Masukkan semua bahan ke dalam slow cooker kecuali yang terakhir.

Masukkan segenggam bayam dan isi slow cooker.

Jika Anda tidak bisa memasukkan semuanya sekaligus, biarkan batch pertama matang terlebih dahulu dan tambahkan lebih banyak bayam.

Masak selama 3 hingga 4 jam dengan api sedang hingga kentang empuk.

Kikis sisinya dan sajikan.

Parsnip dan lobak Hungaria

BAHAN-BAHAN

1/2 paun lobak, kupas dan potong 1 inci

1/2 paun wortel, kupas dan potong 1 inci

1/2 pon parsnip, kupas dan potong 1 inci

½ bawang merah, cincang halus

secangkir air

½ kubus sayuran, remuk

1 sendok makan. Minyak zaitun yang tidak dimurnikan

½ sendok teh bubuk paprika

½ sdt. bubuk cabai

paprika hitam

½ pon bayam segar, cincang kasar

Masukkan semua bahan ke dalam slow cooker kecuali yang terakhir.

Masukkan segenggam bayam dan isi slow cooker.

Jika Anda tidak bisa memasukkan semuanya sekaligus, biarkan batch pertama matang terlebih dahulu dan tambahkan lebih banyak bayam.

Masak selama 3 hingga 4 jam dengan api sedang hingga lobak empuk.

Kikis sisinya dan sajikan.

Bayam Panggang Sederhana

BAHAN-BAHAN

1 ½ pon brokoli, kupas dan potong 1 inci

½ bawang merah, cincang halus

segelas kaldu sayuran

1 sendok makan. Minyak zaitun yang tidak dimurnikan

½ sendok teh saus Italia

½ sendok teh bubuk cabai

paprika hitam

½ pon bayam segar, cincang kasar

Masukkan semua bahan ke dalam slow cooker kecuali yang terakhir.

Masukkan segenggam bayam dan isi slow cooker.

Jika Anda tidak bisa memasukkan semuanya sekaligus, biarkan batch pertama matang terlebih dahulu dan tambahkan lebih banyak bayam.

Masak selama 3 hingga 4 jam dengan api sedang hingga brokoli empuk.

Kikis sisinya dan sajikan.

Bayam dan Wortel Panggang Asia Tenggara

BAHAN-BAHAN

1/2 paun lobak, kupas dan potong 1 inci

1/2 paun wortel, kupas dan potong 1 inci

1/2 pon parsnip, kupas dan potong 1 inci

½ bawang merah, cincang halus

½ cangkir kaldu sayuran

1 sendok makan. Minyak zaitun yang tidak dimurnikan

½ sendok teh jahe bubuk

2 batang serai

8 siung bawang putih, cincang

paprika hitam

½ pon bayam segar, cincang kasar

Masukkan semua bahan ke dalam slow cooker kecuali yang terakhir.

Masukkan segenggam bayam dan isi slow cooker.

Jika Anda tidak bisa memasukkan semuanya sekaligus, biarkan batch pertama matang terlebih dahulu dan tambahkan lebih banyak bayam.

Masak selama 3 hingga 4 jam dengan api sedang hingga lobak empuk.

Kikis sisinya dan sajikan.

Kubis dan Kubis Brussel Panggang

BAHAN-BAHAN

1½ pon kubis Brussel, kupas dan potong-potong berukuran 1 inci

½ bawang merah, cincang halus

secangkir air

½ kubus sayuran, remuk

1 sendok makan. Minyak zaitun yang tidak dimurnikan

½ sendok teh bubuk cabai

paprika hitam

½ pon kol, cincang kasar

Masukkan semua bahan ke dalam slow cooker kecuali yang terakhir.

Taburi dengan segenggam kol dan isi slow cooker.

Jika Anda tidak bisa memasukkan semuanya sekaligus, biarkan batch pertama matang terlebih dahulu dan tambahkan lebih banyak kol.

Masak selama 3 jam dengan api sedang sampai kubis Brussel empuk.

Kikis sisinya dan sajikan.

Bayam dengan kari dan kentang

BAHAN-BAHAN

1 ½ pon kentang, kupas dan potong-potong berukuran 1 inci

½ bawang bombay, cincang halus

secangkir air

½ kubus sayuran, remuk

1 sendok makan. Minyak zaitun yang tidak dimurnikan

½ sendok teh jintan

½ sendok teh ketumbar bubuk

½ sendok teh garam masala

½ sendok teh bubuk cabai

paprika hitam

½ pon bayam segar, cincang kasar

Masukkan semua bahan ke dalam slow cooker kecuali yang terakhir.

Masukkan segenggam bayam dan isi slow cooker.

Jika Anda tidak bisa memasukkan semuanya sekaligus, biarkan batch pertama matang terlebih dahulu dan tambahkan lebih banyak bayam.

Masak selama 3 hingga 4 jam dengan api sedang hingga kentang empuk.

Kikis sisinya dan sajikan.

Kari ubi jalar dan kol

BAHAN-BAHAN

1 ½ pon ubi jalar, kupas dan potong-potong berukuran 1 inci

½ bawang bombay, cincang halus

secangkir air

½ kubus sayuran, remuk

1 sendok makan. Minyak zaitun yang tidak dimurnikan

½ sendok teh jintan

½ sendok teh ketumbar bubuk

½ sendok teh garam masala

½ sendok teh bubuk cabai

paprika hitam

½ pon kol, cincang kasar

Masukkan semua bahan ke dalam slow cooker kecuali yang terakhir.

Taburi dengan segenggam kol dan isi slow cooker.

Jika Anda tidak bisa memasukkan semuanya sekaligus, biarkan batch pertama matang terlebih dahulu dan tambahkan lebih banyak kol.

Masak selama 3 sampai 4 jam dengan api sedang sampai ubi empuk.

Kikis sisinya dan sajikan.

Selada air Jalapeno dan parsnip

BAHAN-BAHAN

1 ½ pon parsnip, kupas dan potong-potong berukuran 1 inci

½ bawang merah, cincang halus

secangkir air

½ kubus sayuran, remuk

1 sendok makan. Minyak zaitun yang tidak dimurnikan

½ sendok teh jintan

½ sendok teh lada jalapeno, cincang

1 lada ancho, cincang

paprika hitam

½ pon selada air, cincang kasar

Masukkan semua bahan ke dalam slow cooker kecuali yang terakhir.

Masukkan segenggam bayam dan isi slow cooker.

Jika Anda tidak bisa memasukkan semuanya sekaligus, biarkan batch pertama matang terlebih dahulu dan tambahkan lebih banyak bayam.

Masak selama 3 hingga 4 jam dengan api sedang sampai parsnip empuk.

Kikis sisinya dan sajikan.

Selada air dan brokoli dalam saus cabai dan bawang putih

BAHAN-BAHAN

1 ½ pon wortel, kupas dan potong-potong berukuran 1 inci

1/2 paun brokoli, kupas dan potong 1 inci

½ bawang bombay, cincang halus

secangkir air

½ kubus sayuran, remuk

1 sendok makan. minyak wijen

½ sendok teh saus lada bawang putih

½ sdt. jus jeruk nipis

½ sdt. bawang hijau cincang

paprika hitam

½ pon selada air, cincang kasar

Masukkan semua bahan ke dalam slow cooker kecuali yang terakhir.

Tuang segenggam selada air di atasnya dan isi slow cooker.

Jika Anda tidak bisa memasukkan semuanya sekaligus, biarkan adonan pertama matang dan tambahkan lebih banyak selada air.

Masak selama 3 hingga 4 jam dengan api sedang hingga wortel lunak.

Kikis sisinya dan sajikan.

Kubis Cina pedas dan brokoli

BAHAN-BAHAN

1 pon brokoli, kupas dan potong 1 inci

1/2 pon champignon, iris

½ bawang bombay, cincang halus

secangkir air

½ kubus sayuran, remuk

1 sendok makan. minyak wijen

½ sendok teh bubuk lima bumbu Cina

½ sendok teh merica Sichuan

½ sendok teh bubuk cabai

paprika hitam

½ pon bok choy, cincang kasar

Masukkan semua bahan ke dalam slow cooker kecuali yang terakhir.

Taburi dengan beberapa bok choy dan isi slow cooker.

Jika Anda tidak bisa memasukkan semuanya sekaligus, biarkan yang pertama memasak batch pertama dan tambahkan lebih banyak bok choy.

Masak selama 3 hingga 4 jam dengan api sedang hingga brokoli empuk.

Kikis sisinya dan sajikan.

Bayam dan jamur shiitake

BAHAN-BAHAN

1 ½ pon kembang kol, kupas dan potong menjadi 1 inci

½ pon jamur shiitake, iris

½ bawang merah, cincang halus

segelas kaldu sayuran

2 sdm. minyak biji wijen

½ sendok teh cuka

½ sendok teh bawang putih, cincang

paprika hitam

½ pon bayam segar, cincang kasar

Masukkan semua bahan ke dalam slow cooker kecuali yang terakhir.

Masukkan segenggam bayam dan isi slow cooker.

Jika Anda tidak bisa memasukkan semuanya sekaligus, biarkan batch pertama matang terlebih dahulu dan tambahkan lebih banyak bayam.

Masak selama 3 hingga 4 jam dengan api sedang hingga kembang kol empuk.

Kikis sisinya dan sajikan.

Bayam dan kentang dengan pesto

BAHAN-BAHAN

1 ½ pon kentang, kupas dan potong-potong berukuran 1 inci

½ bawang bombay, cincang halus

segelas kaldu sayuran

1 sendok makan. Minyak zaitun yang tidak dimurnikan

2 sdm. Saus Pesto

paprika hitam

½ pon bayam segar, cincang kasar

Masukkan semua bahan ke dalam slow cooker kecuali yang terakhir.

Masukkan segenggam bayam dan isi slow cooker.

Jika Anda tidak bisa memasukkan semuanya sekaligus, biarkan batch pertama matang terlebih dahulu dan tambahkan lebih banyak bayam.

Masak selama 3 hingga 4 jam dengan api sedang hingga kentang empuk.

Kikis sisinya dan sajikan.

Ubi jalar dengan kari dan kubis hijau

BAHAN-BAHAN

1 ½ pon ubi jalar, kupas dan potong-potong berukuran 1 inci

½ bawang bombay, cincang halus

segelas kaldu sayuran

1 sendok makan. Minyak zaitun yang tidak dimurnikan

2 sdm. bubuk kari merah

paprika hitam

½ pon kol segar, cincang kasar

Masukkan semua bahan ke dalam slow cooker kecuali yang terakhir.

Tambahkan segenggam kol dan isi slow cooker.

Jika Anda tidak bisa mendapatkan semuanya sekaligus, biarkan batch pertama matang dan tambahkan lebih banyak kubis.

Masak selama 3 sampai 4 jam dengan api sedang sampai ubi empuk.

Kikis sisinya dan sajikan.

Atasan lobak dan lobak dengan pesto

BAHAN-BAHAN

1 ½ pon lobak, kupas dan potong-potong berukuran 1 inci

½ bawang bombay, cincang halus

segelas kaldu sayuran

1 sendok makan. Minyak zaitun yang tidak dimurnikan

2 sdm. Saus Pesto

paprika hitam

½ pon lobak hijau segar, cincang kasar

Masukkan semua bahan ke dalam slow cooker kecuali yang terakhir.

Hiasi dengan segenggam lobak hijau dan isi slow cooker.

Jika Anda tidak bisa memasukkan semuanya sekaligus, biarkan yang pertama memasak batch pertama dan tambahkan lebih banyak lobak.

Masak selama 3 hingga 4 jam dengan api sedang hingga lobak empuk.

Kikis sisinya dan sajikan.

Swiss chard dan wortel dengan pesto

BAHAN-BAHAN

1 ½ pon wortel, kupas dan potong-potong berukuran 1 inci

½ bawang merah, cincang halus

segelas kaldu sayuran

2 sdm. Minyak zaitun yang tidak dimurnikan

3 sdm. Saus Pesto

paprika hitam

½ pon bit segar, cincang kasar

Masukkan semua bahan ke dalam slow cooker kecuali yang terakhir.

Tuang segenggam Swiss chard di atasnya dan isi slow cooker.

Jika Anda tidak bisa memasukkan semuanya sekaligus, biarkan batch pertama matang dan tambahkan lebih banyak Swiss chard.

Masak selama 3 hingga 4 jam dengan api sedang hingga wortel lunak.

Kikis sisinya dan sajikan.

Kubis Cina dan wortel dalam saus cabai dan bawang putih

BAHAN-BAHAN

1 ½ pon wortel, kupas dan potong-potong berukuran 1 inci

½ bawang bombay, cincang halus

segelas kaldu sayuran

1 sendok makan. minyak wijen

4 siung bawang putih, cincang

2 sdm. saus cabai bawang putih

paprika hitam

½ pon Bok Choy segar, cincang kasar

Masukkan semua bahan ke dalam slow cooker kecuali yang terakhir.

Taburi dengan beberapa Bok Choy dan isi slow cooker.

Jika Anda tidak bisa memasukkan semuanya sekaligus, biarkan yang pertama memasak adonan pertama dan tambahkan lebih banyak Bok Choy.

Masak selama 3 hingga 4 jam dengan api sedang hingga wortel lunak.

Kikis sisinya dan sajikan.

Bagian atas lobak dan parsnip direbus

BAHAN-BAHAN

1 ½ pon parsnip, kupas dan potong-potong berukuran 1 inci

½ bawang bombay, cincang halus

segelas kaldu sayuran

1 sendok makan. Minyak zaitun yang tidak dimurnikan

paprika hitam

½ pon lobak hijau segar, cincang kasar

Masukkan semua bahan ke dalam slow cooker kecuali yang terakhir.

Masukkan segenggam bayam dan isi slow cooker.

Jika Anda tidak bisa memasukkan semuanya sekaligus, biarkan batch pertama matang terlebih dahulu dan tambahkan lebih banyak bayam.

Masak selama 3 hingga 4 jam dengan api sedang hingga kentang empuk.

Kikis sisinya dan sajikan.

Kubis dan brokoli direbus

BAHAN-BAHAN

1 ½ pon kuntum brokoli

½ bawang bombay, cincang halus

segelas kaldu sayuran

1 sendok makan. Minyak zaitun yang tidak dimurnikan

2 sdm. Saus Pesto

paprika hitam

½ pon kol segar, cincang kasar

Masukkan semua bahan ke dalam slow cooker kecuali yang terakhir.

Taburi dengan segenggam kol dan isi slow cooker.

Jika Anda tidak bisa memasukkan semuanya sekaligus, biarkan batch pertama matang terlebih dahulu dan tambahkan lebih banyak kol.

Masak selama 3 sampai 4 jam dengan api sedang sampai kuntum brokoli empuk.

Kikis sisinya dan sajikan.

Endive dan wortel dimasak dengan pesto

BAHAN-BAHAN

1 ½ pon wortel, kupas dan potong-potong berukuran 1 inci

½ bawang bombay, cincang halus

segelas kaldu sayuran

1 sendok makan. Minyak zaitun yang tidak dimurnikan

2 sdm. Saus Pesto

paprika hitam

½ pon endive segar, cincang kasar

Masukkan semua bahan ke dalam slow cooker kecuali yang terakhir.

Tambahkan segenggam endives dan isi slow cooker.

Jika Anda tidak bisa memasukkan semuanya sekaligus, biarkan batch pertama matang terlebih dahulu dan tambahkan lebih banyak endive.

Masak selama 3 hingga 4 jam dengan api sedang hingga wortel lunak.

Kikis sisinya dan sajikan.

Slow Cooker Romaine Lettuce dan Brussels Sprouts

BAHAN-BAHAN

1 ½ pon kubis Brussel

½ bawang bombay, cincang halus

segelas kaldu sayuran

1 sendok makan. Minyak zaitun yang tidak dimurnikan

paprika hitam

½ pon selada romaine segar, cincang kasar

Masukkan semua bahan ke dalam slow cooker kecuali yang terakhir.

Tuang segenggam salad di atasnya dan isi slow cooker.

Jika Anda tidak bisa memasukkan semuanya sekaligus, biarkan batch pertama matang dan tambahkan lebih banyak romaine.

Masak selama 3 jam dengan api sedang sampai kubis Brussel empuk.

Kikis sisinya dan sajikan.

Kentang yang dimasak endive dan lambat

BAHAN-BAHAN

1 ½ pon kentang, kupas dan potong-potong berukuran 1 inci

½ bawang bombay, cincang halus

segelas kaldu sayuran

1 sendok makan. Minyak zaitun yang tidak dimurnikan

1 sendok teh. bumbu Italia

paprika hitam

½ pon endive segar, cincang kasar

Masukkan semua bahan ke dalam slow cooker kecuali yang terakhir.

Masukkan segenggam bayam dan isi slow cooker.

Jika Anda tidak bisa memasukkan semuanya sekaligus, biarkan batch pertama matang terlebih dahulu dan tambahkan lebih banyak bayam.

Masak selama 3 hingga 4 jam dengan api sedang hingga kentang empuk.

Kikis sisinya dan sajikan.

Sayuran lobak dan lobak yang dimasak lambat dengan mentega vegan vegan

BAHAN-BAHAN

1 ½ pon lobak, kupas dan potong-potong berukuran 1 inci

½ bawang bombay, cincang halus

segelas kaldu sayuran

4 sdm. mentega atau margarin vegan

2 sdm. jus jeruk nipis

3 siung bawang putih, cincang

paprika hitam

½ pon lobak hijau segar, cincang kasar

Masukkan semua bahan ke dalam slow cooker kecuali yang terakhir.

Hiasi dengan segenggam lobak hijau dan isi dengan slow cooker.

Jika Anda tidak bisa memasukkan semuanya sekaligus, biarkan yang pertama memasak batch pertama dan tambahkan lebih banyak lobak.

Masak selama 3 hingga 4 jam dengan api sedang hingga lobak empuk.

Kikis sisinya dan sajikan.

Kubis dan parsnip ditumis dengan mentega vegan

BAHAN-BAHAN

1 ½ pon parsnip, kupas dan potong-potong berukuran 1 inci

½ bawang bombay, cincang halus

segelas kaldu sayuran

4 sdm. mentega vegan yang meleleh

2 sdm. jus lemon

paprika hitam

½ pon kol segar, cincang kasar

Masukkan semua bahan ke dalam slow cooker kecuali yang terakhir.

Taburi dengan segenggam kol dan isi slow cooker.

Jika Anda tidak bisa memasukkan semuanya sekaligus, biarkan batch pertama matang terlebih dahulu dan tambahkan lebih banyak kol.

Masak selama 3 hingga 4 jam dengan api sedang sampai parsnip empuk.

Kikis sisinya dan sajikan.

Bayam dan Wortel Gaya Cina yang Dimasak Lambat

BAHAN-BAHAN

1 ½ pon wortel, kupas dan potong-potong berukuran 1 inci

½ bawang bombay, cincang halus

segelas kaldu sayuran

1 sendok makan. minyak wijen

2 sdm. Saus hoisin

paprika hitam

½ pon bayam segar, cincang kasar

Masukkan semua bahan ke dalam slow cooker kecuali yang terakhir.

Masukkan segenggam bayam dan isi slow cooker.

Jika Anda tidak bisa memasukkan semuanya sekaligus, biarkan batch pertama matang terlebih dahulu dan tambahkan lebih banyak bayam.

Masak selama 3 hingga 4 jam dengan api sedang hingga wortel lunak.

Kikis sisinya dan sajikan.

Kubis Cina dan wortel yang dimasak lambat

BAHAN-BAHAN

1 ½ pon wortel, kupas dan potong-potong berukuran 1 inci

½ bawang bombay, cincang halus

segelas kaldu sayuran

1 sendok makan. minyak wijen

1 sendok makan. minyak canola

2 sdm. Saus hoisin

paprika hitam

½ pon Bok Choy segar, cincang kasar

Masukkan semua bahan ke dalam slow cooker kecuali yang terakhir.

Taburi dengan beberapa bok choy dan isi slow cooker.

Jika Anda tidak bisa memasukkan semuanya sekaligus, biarkan yang pertama memasak batch pertama dan tambahkan lebih banyak bok choy.

Masak selama 3 hingga 4 jam dengan api sedang hingga wortel lunak.

Kikis sisinya dan sajikan.

Slow Cooker Mikro Sayuran dan Kentang

BAHAN-BAHAN

1 ½ pon kentang, kupas dan potong-potong berukuran 1 inci

½ bawang bombay, cincang halus

segelas kaldu sayuran

2 sdm. Minyak zaitun yang tidak dimurnikan

1 sendok teh. biji annato

1 sendok teh. jinten

1 sendok teh. jus jeruk nipis

paprika hitam

½ pon sayuran mikro segar, cincang kasar

Masukkan semua bahan ke dalam slow cooker kecuali yang terakhir.

Tuang segenggam sayuran mikro di atasnya dan isi slow cooker.

Jika Anda tidak bisa memasukkan semuanya sekaligus, biarkan yang pertama memasak batch pertama dan tambahkan lebih banyak sayuran hijau.

Masak selama 3 hingga 4 jam dengan api sedang hingga kentang empuk.

Kikis sisinya dan sajikan.

Sayuran dan kentang yang dimasak lambat

BAHAN-BAHAN

1 ½ pon ubi jalar, kupas dan potong-potong berukuran 1 inci

½ bawang bombay, cincang halus

segelas kaldu sayuran

1 sendok makan. Minyak zaitun yang tidak dimurnikan

2 sdm. Saus Pesto

paprika hitam

½ pon kol segar, cincang kasar

Masukkan semua bahan ke dalam slow cooker kecuali yang terakhir.

Tambahkan segenggam kol dan isi slow cooker.

Jika Anda tidak bisa mendapatkan semuanya sekaligus, biarkan batch pertama matang dan tambahkan lebih banyak kubis.

Masak selama 3 sampai 4 jam dengan api sedang sampai ubi empuk.

Kikis sisinya dan sajikan.

Kubis ungu dan kentang yang dimasak lambat

BAHAN-BAHAN

1 ½ pon kentang, kupas dan potong-potong berukuran 1 inci

½ bawang bombay, cincang halus

segelas kaldu sayuran

1 sendok makan. Minyak zaitun yang tidak dimurnikan

paprika hitam

½ pon kubis ungu segar, cincang kasar

Masukkan semua bahan ke dalam slow cooker kecuali yang terakhir.

Masukkan segenggam kubis ungu dan isi slow cooker.

Jika Anda tidak bisa memasukkan semuanya sekaligus, biarkan adonan pertama matang terlebih dahulu dan tambahkan lebih banyak kubis ungu.

Masak selama 3 hingga 4 jam dengan api sedang hingga kentang empuk.

Kikis sisinya dan sajikan

Kubis dan wortel direbus

BAHAN-BAHAN

1 ½ pon wortel, kupas dan potong-potong berukuran 1 inci

½ bawang bombay, cincang halus

segelas kaldu sayuran

1 sendok makan. Minyak zaitun yang tidak dimurnikan

paprika hitam

½ pon kol segar, cincang kasar

Masukkan semua bahan ke dalam slow cooker kecuali yang terakhir.

Tutupi dengan segenggam kol dan isi slow cooker.

Jika Anda tidak bisa memasukkan semuanya sekaligus, biarkan batch pertama matang terlebih dahulu dan tambahkan lebih banyak kol.

Masak selama 3 hingga 4 jam dengan api sedang hingga wortel lunak.

Kikis sisinya dan sajikan.

Endive yang dimasak lambat dalam saus pesto

BAHAN-BAHAN

1 ½ pon kentang, kupas dan potong-potong berukuran 1 inci

½ bawang bombay, cincang halus

segelas kaldu sayuran

1 sendok makan. Minyak zaitun yang tidak dimurnikan

2 sdm. Saus Pesto

paprika hitam

½ pon endive segar, cincang kasar

Masukkan semua bahan ke dalam slow cooker kecuali yang terakhir.

Tambahkan segenggam endives dan isi slow cooker.

Jika Anda tidak bisa memasukkan semuanya sekaligus, biarkan batch pertama matang terlebih dahulu dan tambahkan lebih banyak endive.

Masak selama 3 hingga 4 jam dengan api sedang hingga kentang empuk.

Kikis sisinya dan sajikan.

Atasan Lobak yang Dimasak Lambat dengan Pesto

BAHAN-BAHAN

1 ½ pon kentang, kupas dan potong-potong berukuran 1 inci

½ bawang bombay, cincang halus

segelas kaldu sayuran

1 sendok makan. Minyak zaitun yang tidak dimurnikan

2 sdm. Saus Pesto

paprika hitam

½ pon lobak hijau segar, cincang kasar

Masukkan semua bahan ke dalam slow cooker kecuali yang terakhir.

Hiasi dengan segenggam lobak hijau dan isi dengan slow cooker.

Jika Anda tidak bisa memasukkan semuanya sekaligus, biarkan yang pertama memasak batch pertama dan tambahkan lebih banyak lobak.

Masak selama 3 hingga 4 jam dengan api sedang hingga kentang empuk.

Kikis sisinya dan sajikan.

Kubis Cina yang Dimasak Lambat dalam Saus Kacang Kuning

BAHAN-BAHAN

1 ½ pon lobak, kupas dan potong-potong berukuran 1 inci

½ bawang bombay, cincang halus

segelas kaldu sayuran

1 sendok makan. minyak biji wijen

2 sdm. bawang hijau cincang, cincang

4 sdm. bawang putih, cincang halus

2 sdm. Saus Kacang Kuning Cina

paprika hitam

½ pon bok choy segar, cincang kasar

Masukkan semua bahan ke dalam slow cooker kecuali yang terakhir.

Taburi dengan beberapa bok choy dan isi slow cooker.

Jika Anda tidak bisa memasukkan semuanya sekaligus, biarkan yang pertama memasak batch pertama dan tambahkan lebih banyak bok choy.

Masak selama 3 hingga 4 jam dengan api sedang hingga lobak empuk.

Kikis sisinya dan sajikan.

Atasan lobak dan kentang rebus pesto

BAHAN-BAHAN

1 ½ pon kentang, kupas dan potong-potong berukuran 1 inci

½ bawang bombay, cincang halus

segelas kaldu sayuran

1 sendok makan. Minyak zaitun yang tidak dimurnikan

2 sdm. Saus Pesto

paprika hitam

½ pon lobak hijau segar, cincang kasar

Masukkan semua bahan ke dalam slow cooker kecuali yang terakhir.

Hiasi dengan segenggam lobak hijau dan isi dengan slow cooker.

Jika Anda tidak bisa memasukkan semuanya sekaligus, biarkan yang pertama memasak batch pertama dan tambahkan lebih banyak lobak.

Masak selama 3 hingga 4 jam dengan api sedang hingga kentang empuk.

Kikis sisinya dan sajikan.

Jamur shiitake goreng dengan tomat ceri

bahan-bahan

1 pon lobak, dibelah dua

2 sendok makan minyak zaitun extra virgin

1/2 pon jamur shiitake

8 siung bawang putih yang belum dikupas

3 sendok makan minyak wijen

garam laut dan lada hitam secukupnya

1/4 pon tomat ceri

3 sendok makan kacang mete panggang

1/4 pon bayam, iris tipis

Memanaskan lebih dulu oven ke 425 derajat F.

Sebarkan kentang di wajan

Gerimis dengan 2 sendok makan minyak dan panggang selama 15 menit, berputar sekali.

Tambahkan batang jamur, menghadap ke atas

Tambahkan siung bawang putih ke dalam wajan dan masak sampai berwarna cokelat keemasan

Gerimis dengan 1 sendok makan minyak wijen dan bumbui dengan garam laut dan lada hitam.

Masukkan kembali ke dalam oven dan didihkan selama 5 menit.

Tambahkan tomat ceri ke dalam wajan.

Kembali ke oven dan tumis sampai jamur empuk, 5 menit.

Taburkan kacang mete di atas kentang dan jamur.

Sajikan dengan bayam.

Parsnip panggang dan jamur champignon dengan kacang macadamia

bahan-bahan

1 pon parsnip, dibelah dua

2 sendok makan minyak zaitun extra virgin

1/2 pon jamur kancing

8 siung bawang putih yang belum dikupas

2 sendok makan thyme segar cincang

1 sendok makan minyak zaitun extra virgin

garam laut dan lada hitam secukupnya

1/4 pon tomat ceri

3 sendok makan kacang macadamia panggang

1/4 pon bayam, iris tipis

Memanaskan lebih dulu oven ke 425 derajat F.

Sebarkan parsnip di wajan

Gerimis dengan 2 sendok makan minyak zaitun dan masak selama 15 menit, berputar sekali.

Tambahkan batang jamur, menghadap ke atas

Tambahkan siung bawang putih ke dalam wajan dan masak sampai berwarna cokelat keemasan

Taburi dengan timi.

Gerimis dengan 1 sendok makan minyak zaitun dan bumbui dengan garam laut dan lada hitam.

Masukkan kembali ke dalam oven dan didihkan selama 5 menit.

Tambahkan tomat ceri ke dalam wajan.

Kembali ke oven dan tumis sampai jamur empuk, 5 menit.

Taburkan kacang macadamia di atas kentang dan jamur.

Sajikan dengan bayam.

Jamur goreng dengan tomat ceri dan kacang pinus

bahan-bahan

1 pon kentang, potong setengah

2 sendok makan minyak zaitun extra virgin

1/2 pon jamur kancing

8 siung bawang putih yang belum dikupas

2 sdt. jinten

1 sendok teh. biji annato

½ sdt. cabe rawit

1 sendok makan minyak zaitun extra virgin

garam laut dan lada hitam secukupnya

1/4 pon tomat ceri

3 sendok makan kacang pinus panggang

1/4 pon bayam, iris tipis

Memanaskan lebih dulu oven ke 425 derajat F.

Sebarkan kentang di wajan

Gerimis dengan 2 sendok makan minyak zaitun dan masak selama 15 menit, berputar sekali.

Tambahkan batang jamur, menghadap ke atas

Tambahkan siung bawang putih ke dalam wajan dan masak sampai berwarna cokelat keemasan

Taburi dengan biji jintan, cabai rawit, dan annatto.

Gerimis dengan 1 sendok makan minyak zaitun dan bumbui dengan garam laut dan lada hitam.

Masukkan kembali ke dalam oven dan didihkan selama 5 menit.

Tambahkan tomat ceri ke dalam wajan.

Kembali ke oven dan tumis sampai jamur empuk, 5 menit.

Taburkan kacang pinus di atas kentang dan jamur.

Sajikan dengan bayam.

Kentang kari panggang

BAHAN-BAHAN

1 ½ pon kentang, kupas dan potong-potong berukuran 1 inci

½ bawang bombay, cincang halus

secangkir air

½ kubus sayuran, remuk

1 sendok makan. Minyak zaitun yang tidak dimurnikan

½ sendok teh jintan

½ sendok teh ketumbar bubuk

½ sendok teh garam masala

½ sendok teh bubuk cabai

paprika hitam

½ pon bayam segar, cincang kasar

Masukkan semua bahan ke dalam slow cooker kecuali yang terakhir.

Masukkan segenggam bayam dan isi slow cooker.

Jika Anda tidak bisa memasukkan semuanya sekaligus, biarkan batch pertama matang terlebih dahulu dan tambahkan lebih banyak bayam.

Masak selama 3 hingga 4 jam dengan api sedang hingga kentang empuk.

Kikis sisinya dan sajikan.

Bayam panggang dan parsnip

BAHAN-BAHAN

1 ½ pon parsnip, kupas dan potong-potong berukuran 1 inci

½ bawang merah, cincang halus

secangkir air

½ kubus sayuran, remuk

1 sendok makan. Minyak zaitun yang tidak dimurnikan

½ sendok teh jintan

½ sendok teh biji annatto

½ sendok teh cabai rawit

½ sendok teh bubuk cabai

paprika hitam

½ pon bayam segar, cincang kasar

Masukkan semua bahan ke dalam slow cooker kecuali yang terakhir.

Masukkan segenggam bayam dan isi slow cooker.

Jika Anda tidak bisa memasukkan semuanya sekaligus, biarkan batch pertama matang terlebih dahulu dan tambahkan lebih banyak bayam.

Masak selama 3 hingga 4 jam dengan api sedang hingga kentang empuk.

Kikis sisinya dan sajikan.

Kubis goreng dan ubi jalar

BAHAN-BAHAN

1 ½ pon ubi jalar, kupas dan potong-potong berukuran 1 inci

½ bawang bombay, cincang halus

secangkir air

½ kubus sayuran, remuk

1 sendok makan. Minyak zaitun yang tidak dimurnikan

½ sendok teh jintan

½ sendok teh lada jalapeno, cincang

½ sendok teh paprika

½ sendok teh bubuk cabai

paprika hitam

½ pon kol segar, cincang kasar

Masukkan semua bahan ke dalam slow cooker kecuali yang terakhir.

Taburi dengan segenggam kol dan isi slow cooker.

Jika Anda tidak bisa memasukkan semuanya sekaligus, biarkan batch pertama matang terlebih dahulu dan tambahkan lebih banyak kol.

Masak selama 3 hingga 4 jam dengan api sedang hingga kentang empuk.

Selada air dan wortel goreng ala Sichuan

BAHAN-BAHAN

1 ½ pon wortel, kupas dan potong-potong berukuran 1 inci

½ bawang merah, cincang halus

secangkir air

½ kubus sayuran, remuk

1 sendok makan. minyak wijen

½ sendok teh 5 bubuk bumbu Cina

½ sendok teh merica Sichuan

½ sendok teh bubuk cabai

paprika hitam

½ pon selada air segar, cincang kasar

Masukkan semua bahan ke dalam slow cooker kecuali yang terakhir.

Tuang segenggam selada air di atasnya dan isi slow cooker.

Jika Anda tidak bisa memasukkan semuanya sekaligus, biarkan adonan pertama matang dan tambahkan lebih banyak selada air.

Masak selama 3 hingga 4 jam dengan api sedang hingga wortel lunak.

Bawang dan Lobak Panggang Pedas dan Pedas

BAHAN-BAHAN

1 ½ pon lobak, kupas dan potong-potong berukuran 1 inci

½ bawang bombay, cincang halus

secangkir air

½ kubus sayuran, remuk

1 sendok makan. Minyak zaitun yang tidak dimurnikan

½ sendok teh jintan

½ sendok teh biji annatto

½ sendok teh cabai rawit

½ sendok teh air jeruk nipis

paprika hitam

½ pon bayam segar, cincang kasar

Masukkan semua bahan ke dalam slow cooker kecuali yang terakhir.

Masukkan segenggam bayam dan isi slow cooker.

Jika Anda tidak bisa memasukkan semuanya sekaligus, biarkan batch pertama matang terlebih dahulu dan tambahkan lebih banyak bayam.

Masak selama 3 hingga 4 jam dengan api sedang sampai sayuran akar lunak.

wortel kari

BAHAN-BAHAN

1 ½ pon wortel, kupas dan potong-potong berukuran 1 inci

½ bawang bombay, cincang halus

secangkir air

½ kubus sayuran, remuk

1 sendok makan. Minyak zaitun yang tidak dimurnikan

½ sendok teh jintan

½ sendok teh ketumbar bubuk

½ sendok teh garam masala

½ sendok teh bubuk cabai

paprika hitam

½ pon kol segar, cincang kasar

Masukkan semua bahan ke dalam slow cooker kecuali yang terakhir.

Taburi dengan segenggam kol dan isi slow cooker.

Jika Anda tidak bisa memasukkan semuanya sekaligus, biarkan batch pertama matang terlebih dahulu dan tambahkan lebih banyak kol.

Masak selama 3 hingga 4 jam dengan api sedang sampai sayuran akar lunak.

Bayam dan Bawang Panggang Pedas

BAHAN-BAHAN

1 ½ pon wortel, kupas dan potong-potong berukuran 1 inci

½ bawang bombay, cincang halus

secangkir air

½ kubus sayuran, remuk

1 sendok makan. Minyak zaitun yang tidak dimurnikan

½ sendok teh jintan

½ sendok teh biji annatto

½ sendok teh cabai rawit

½ sendok teh air jeruk nipis

paprika hitam

½ pon bayam segar, cincang kasar

Masukkan semua bahan ke dalam slow cooker kecuali yang terakhir.

Masukkan segenggam bayam dan isi slow cooker.

Jika Anda tidak bisa memasukkan semuanya sekaligus, biarkan batch pertama matang terlebih dahulu dan tambahkan lebih banyak bayam.

Masak selama 3 hingga 4 jam dengan api sedang sampai sayuran akar lunak.

Ubi Jalar Panggang dan Bayam

BAHAN-BAHAN

1 ½ pon ubi jalar, kupas dan potong-potong berukuran 1 inci

½ bawang bombay, cincang halus

secangkir air

½ kubus sayuran, remuk

2 sdm. mentega atau margarin vegan

½ sendok teh Herbes de Provence

½ sendok teh timi

½ sendok teh bubuk cabai

paprika hitam

½ pon bayam segar, cincang kasar

Masukkan semua bahan ke dalam slow cooker kecuali yang terakhir.

Masukkan segenggam bayam dan isi slow cooker.

Jika Anda tidak bisa memasukkan semuanya sekaligus, biarkan batch pertama matang terlebih dahulu dan tambahkan lebih banyak bayam.

Masak selama 3 hingga 4 jam dengan api sedang hingga kentang empuk.

Lobak goreng Bawang dan bayam

BAHAN-BAHAN

1 ½ pon lobak, kupas dan potong-potong berukuran 1 inci

½ bawang bombay, cincang halus

secangkir air

½ kubus sayuran, remuk

1 sendok makan. Minyak zaitun yang tidak dimurnikan

2 sdt. Bawang putih-cincang

½ sendok teh air jeruk nipis

½ sendok teh bubuk cabai

paprika hitam

½ pon bayam segar, cincang kasar

Masukkan semua bahan ke dalam slow cooker kecuali yang terakhir.

Masukkan segenggam bayam dan isi slow cooker.

Jika Anda tidak bisa memasukkan semuanya sekaligus, biarkan batch pertama matang terlebih dahulu dan tambahkan lebih banyak bayam.

Masak selama 3 hingga 4 jam dengan api sedang hingga lobak empuk.

Selada Air dan Wortel Mentega Vegan Panggang

BAHAN-BAHAN

1 ½ pon wortel, kupas dan potong-potong berukuran 1 inci

½ bawang bombay, cincang halus

secangkir air

½ kubus sayuran, remuk

1 sendok makan. mentega/margarin vegetarian

1 sendok teh bawang putih, cincang

½ sendok teh jus lemon

paprika hitam

½ pon selada air segar, cincang kasar

Masukkan semua bahan ke dalam slow cooker kecuali yang terakhir.

Tuang segenggam selada air di atasnya dan isi slow cooker.

Jika Anda tidak bisa memasukkan semuanya sekaligus, biarkan adonan pertama matang dan tambahkan lebih banyak selada air.

Masak selama 3 hingga 4 jam dengan api sedang hingga wortel lunak.

Brokoli dan Bayam Panggang

BAHAN-BAHAN

1 ½ pon kuntum brokoli

½ bawang bombay, cincang halus

secangkir air

½ kubus sayuran, remuk

1 sendok makan. Minyak zaitun yang tidak dimurnikan

½ sendok teh jintan

½ sendok teh bubuk cabai

paprika hitam

½ pon bayam segar, cincang kasar

Masukkan semua bahan ke dalam slow cooker kecuali yang terakhir.

Masukkan segenggam bayam dan isi slow cooker.

Jika Anda tidak bisa memasukkan semuanya sekaligus, biarkan batch pertama matang terlebih dahulu dan tambahkan lebih banyak bayam.

Masak selama 3 hingga 4 jam dengan api sedang hingga brokoli empuk.

Kembang kol dan bawang goreng asap

BAHAN-BAHAN

1 ½ pon kembang kol, kupas dan potong menjadi 1 inci

½ bawang merah, cincang halus

secangkir air

½ kubus sayuran, remuk

1 sendok makan. Minyak zaitun yang tidak dimurnikan

½ sendok teh jintan

½ sendok teh bubuk cabai

paprika hitam

½ pon bayam segar, cincang kasar

Masukkan semua bahan ke dalam slow cooker kecuali yang terakhir.

Masukkan segenggam bayam dan isi slow cooker.

Jika Anda tidak bisa memasukkan semuanya sekaligus, biarkan batch pertama matang terlebih dahulu dan tambahkan lebih banyak bayam.

Masak selama 3 hingga 4 jam dengan api sedang hingga kentang empuk.

Bit dan kubis Italia panggang

BAHAN-BAHAN

1 ½ pon bit, kupas dan potong-potong berukuran 1 inci

½ bawang merah, cincang halus

secangkir air

½ kubus sayuran, remuk

1 sendok makan. Minyak zaitun yang tidak dimurnikan

½ sendok teh saus Italia

paprika hitam

½ pon kol segar, cincang kasar

Masukkan semua bahan ke dalam slow cooker kecuali yang terakhir.

Taburi dengan segenggam kol dan isi slow cooker.

Jika Anda tidak bisa memasukkan semuanya sekaligus, biarkan batch pertama matang terlebih dahulu dan tambahkan lebih banyak kol.

Masak selama 3 hingga 4 jam dengan api sedang hingga bit lunak.

Selada air dan kentang panggang

BAHAN-BAHAN

1 ½ pon kentang, kupas dan potong-potong berukuran 1 inci

½ bawang bombay, cincang halus

secangkir air

½ kubus sayuran, remuk

1 sendok makan. minyak zaitun

½ sendok teh jahe bubuk

2 batang serai

½ sendok teh daun bawang, cincang

½ sendok teh bubuk cabai

paprika hitam

½ pon selada air, cincang kasar

Masukkan semua bahan ke dalam slow cooker kecuali yang terakhir.

Tuang segenggam selada air di atasnya dan isi slow cooker.

Jika Anda tidak bisa memasukkan semuanya sekaligus, biarkan adonan pertama matang dan tambahkan lebih banyak selada air.

Masak selama 3 hingga 4 jam dengan api sedang hingga kentang empuk.

Bayam panggang dengan buah zaitun

BAHAN-BAHAN

1 ½ pon kentang, kupas dan potong-potong berukuran 1 inci

½ zaitun hijau, iris tipis

secangkir air

½ kubus sayuran, remuk

1 sendok makan. Minyak zaitun yang tidak dimurnikan

½ sendok teh jintan

½ sendok teh bubuk cabai

paprika hitam

½ pon bayam segar, cincang kasar

Masukkan semua bahan ke dalam slow cooker kecuali yang terakhir.

Masukkan segenggam bayam dan isi slow cooker.

Jika Anda tidak bisa memasukkan semuanya sekaligus, biarkan batch pertama matang terlebih dahulu dan tambahkan lebih banyak bayam.

Masak selama 3 hingga 4 jam dengan api sedang hingga kentang empuk.

Bayam Panggang dengan Jalapeno Peppers

BAHAN-BAHAN

1 ½ pon kuntum brokoli

½ bawang bombay, cincang halus

secangkir air

½ kubus sayuran, remuk

1 sendok makan. Minyak zaitun yang tidak dimurnikan

½ sendok teh jintan

8 paprika jalapeno, cincang halus

1 lada ancho

½ sendok teh bubuk cabai

paprika hitam

½ pon bayam segar, cincang kasar

Masukkan semua bahan ke dalam slow cooker kecuali yang terakhir.

Masukkan segenggam bayam dan isi slow cooker.

Jika Anda tidak bisa memasukkan semuanya sekaligus, biarkan batch pertama matang terlebih dahulu dan tambahkan lebih banyak bayam.

Masak selama 3 hingga 4 jam dengan api sedang hingga brokoli empuk.

Kari Bayam Panggang

BAHAN-BAHAN

1 ½ pon kentang, kupas dan potong-potong berukuran 1 inci

½ bawang bombay, cincang halus

secangkir air

½ kubus sayuran, remuk

1 sendok makan. Minyak zaitun yang tidak dimurnikan

½ sendok teh jintan

½ sendok teh ketumbar bubuk

½ sendok teh garam masala

½ sendok teh bubuk cabai

paprika hitam

½ pon bayam segar, cincang kasar

Masukkan semua bahan ke dalam slow cooker kecuali yang terakhir.

Masukkan segenggam bayam dan isi slow cooker.

Jika Anda tidak bisa memasukkan semuanya sekaligus, biarkan batch pertama matang terlebih dahulu dan tambahkan lebih banyak bayam.

Masak selama 3 hingga 4 jam dengan api sedang hingga kentang empuk.

Tauge Thailand Pedas Goreng

BAHAN-BAHAN

1 ½ pon kuntum kembang kol, direbus (direndam dalam air mendidih lalu didinginkan)

½ cangkir tauge, dibilas

½ cangkir air

½ kubus sayuran, remuk

1 sendok makan. minyak wijen

½ sendok teh pasta cabai Thailand

½ sendok teh saus Sriracha panas

½ sendok teh bubuk cabai

2 buah cabai rawit, cincang

paprika hitam

½ pon bayam segar, cincang kasar

Masukkan semua bahan ke dalam slow cooker kecuali yang terakhir.

Masukkan segenggam bayam dan isi slow cooker.

Jika Anda tidak bisa memasukkan semuanya sekaligus, biarkan batch pertama matang terlebih dahulu dan tambahkan lebih banyak bayam.

Masak selama 3 hingga 4 jam dengan api sedang hingga kentang empuk.

Bayam pedas dan lobak dari Sichuan

BAHAN-BAHAN

1 ½ pon lobak, kupas dan potong-potong berukuran 1 inci

½ bawang bombay, cincang halus

secangkir air

½ kubus sayuran, remuk

1 sendok makan. minyak wijen

½ sendok teh pasta lada bawang putih

½ sendok teh merica Sichuan

1 bintang adas manis

2 buah cabai rawit, cincang

paprika hitam

½ pon bayam segar, cincang kasar

Masukkan semua bahan ke dalam slow cooker kecuali yang terakhir.

Masukkan segenggam bayam dan isi slow cooker.

Jika Anda tidak bisa memasukkan semuanya sekaligus, biarkan batch pertama matang terlebih dahulu dan tambahkan lebih banyak bayam.

Masak selama 3 hingga 4 jam dengan api sedang hingga lobak empuk.

Wortel dan bawang selada air Thailand

BAHAN-BAHAN

1 ½ pon wortel, kupas dan potong-potong berukuran 1 inci

½ bawang bombay, cincang halus

secangkir air

½ kubus sayuran, remuk

1 sendok makan. Minyak zaitun yang tidak dimurnikan

1 sendok makan. minyak wijen

½ sendok teh pasta cabai Thailand

½ sendok teh saus Sriracha panas

½ sendok teh bubuk cabai

2 buah cabai rawit, cincang

paprika hitam

½ pon selada air, cincang kasar

Masukkan semua bahan ke dalam slow cooker kecuali yang terakhir.

Tuang segenggam selada air di atasnya dan isi slow cooker.

Jika Anda tidak bisa memasukkan semuanya sekaligus, biarkan adonan pertama matang dan tambahkan lebih banyak selada air.

Masak selama 3 hingga 4 jam dengan api sedang hingga wortel lunak.

Ubi panggang dan ubi jalar

BAHAN-BAHAN

½ pon ubi ungu, kupas dan potong-potong berukuran 1 inci

1 pon ubi jalar, kupas dan potong 1 inci

½ bawang bombay, cincang halus

secangkir air

½ kubus sayuran, remuk

1 sendok makan. Minyak zaitun yang tidak dimurnikan

paprika hitam

½ pon bayam segar, cincang kasar

Masukkan semua bahan ke dalam slow cooker kecuali yang terakhir.

Masukkan segenggam bayam dan isi slow cooker.

Jika Anda tidak bisa memasukkan semuanya sekaligus, biarkan batch pertama matang terlebih dahulu dan tambahkan lebih banyak bayam.

Masak selama 3 hingga 4 jam dengan api sedang hingga kentang empuk.

Ubi putih goreng dan kentang

BAHAN-BAHAN

1/2 paun kentang, kupas dan potong 1 inci

½ pon ubi putih, kupas dan potong-potong berukuran 1 inci

1/2 paun wortel, kupas dan potong 1 inci

½ bawang merah, cincang halus

secangkir air

½ kubus sayuran, remuk

1 sendok makan. Minyak zaitun yang tidak dimurnikan

½ sendok teh jintan

½ sendok teh ketumbar bubuk

½ sendok teh garam masala

½ sendok teh cabai rawit

paprika hitam

½ pon bayam segar, cincang kasar

Masukkan semua bahan ke dalam slow cooker kecuali yang terakhir.

Masukkan segenggam bayam dan isi slow cooker.

Jika Anda tidak bisa memasukkan semuanya sekaligus, biarkan batch pertama matang terlebih dahulu dan tambahkan lebih banyak bayam.

Masak selama 3 hingga 4 jam dengan api sedang hingga kentang empuk.

Parsnip dan lobak Hungaria

BAHAN-BAHAN

1/2 paun lobak, kupas dan potong 1 inci

1/2 paun wortel, kupas dan potong 1 inci

1/2 pon parsnip, kupas dan potong 1 inci

½ bawang merah, cincang halus

secangkir air

½ kubus sayuran, remuk

1 sendok makan. Minyak zaitun yang tidak dimurnikan

½ sendok teh bubuk paprika

½ sdt. bubuk cabai

paprika hitam

½ pon bayam segar, cincang kasar

Masukkan semua bahan ke dalam slow cooker kecuali yang terakhir.

Masukkan segenggam bayam dan isi slow cooker.

Jika Anda tidak bisa memasukkan semuanya sekaligus, biarkan batch pertama matang terlebih dahulu dan tambahkan lebih banyak bayam.

Masak selama 3 hingga 4 jam dengan api sedang hingga lobak empuk.

Bayam Panggang Sederhana

BAHAN-BAHAN

1 ½ pon brokoli, kupas dan potong 1 inci

½ bawang merah, cincang halus

segelas kaldu sayuran

1 sendok makan. Minyak zaitun yang tidak dimurnikan

½ sendok teh saus Italia

½ sendok teh bubuk cabai

paprika hitam

½ pon bayam segar, cincang kasar

Masukkan semua bahan ke dalam slow cooker kecuali yang terakhir.

Masukkan segenggam bayam dan isi slow cooker.

Jika Anda tidak bisa memasukkan semuanya sekaligus, biarkan batch pertama matang terlebih dahulu dan tambahkan lebih banyak bayam.

Masak selama 3 hingga 4 jam dengan api sedang hingga brokoli empuk.

Bayam dan Wortel Panggang Asia Tenggara

BAHAN-BAHAN

1/2 paun lobak, kupas dan potong 1 inci

1/2 paun wortel, kupas dan potong 1 inci

1/2 pon parsnip, kupas dan potong 1 inci

½ bawang merah, cincang halus

½ cangkir kaldu sayuran

1 sendok makan. Minyak zaitun yang tidak dimurnikan

½ sendok teh jahe bubuk

2 batang serai

8 siung bawang putih, cincang

paprika hitam

½ pon bayam segar, cincang kasar

Masukkan semua bahan ke dalam slow cooker kecuali yang terakhir.

Masukkan segenggam bayam dan isi slow cooker.

Jika Anda tidak bisa memasukkan semuanya sekaligus, biarkan batch pertama matang terlebih dahulu dan tambahkan lebih banyak bayam.

Masak selama 3 hingga 4 jam dengan api sedang hingga lobak empuk.

Kubis dan Kubis Brussel Panggang

BAHAN-BAHAN

1½ pon kubis Brussel, kupas dan potong-potong berukuran 1 inci

½ bawang merah, cincang halus

secangkir air

½ kubus sayuran, remuk

1 sendok makan. Minyak zaitun yang tidak dimurnikan

½ sendok teh bubuk cabai

paprika hitam

½ pon kol, cincang kasar

Masukkan semua bahan ke dalam slow cooker kecuali yang terakhir.

Taburi dengan segenggam kol dan isi slow cooker.

Jika Anda tidak bisa memasukkan semuanya sekaligus, biarkan batch pertama matang terlebih dahulu dan tambahkan lebih banyak kol.

Masak selama 3 jam dengan api sedang sampai kubis Brussel empuk.

Bayam dengan kari dan kentang

BAHAN-BAHAN

1 ½ pon kentang, kupas dan potong-potong berukuran 1 inci

½ bawang bombay, cincang halus

secangkir air

½ kubus sayuran, remuk

1 sendok makan. Minyak zaitun yang tidak dimurnikan

½ sendok teh jintan

½ sendok teh ketumbar bubuk

½ sendok teh garam masala

½ sendok teh bubuk cabai

paprika hitam

½ pon bayam segar, cincang kasar

Masukkan semua bahan ke dalam slow cooker kecuali yang terakhir.

Masukkan segenggam bayam dan isi slow cooker.

Jika Anda tidak bisa memasukkan semuanya sekaligus, biarkan batch pertama matang terlebih dahulu dan tambahkan lebih banyak bayam.

Masak selama 3 hingga 4 jam dengan api sedang hingga kentang empuk.

Kari ubi jalar dan kol

BAHAN-BAHAN

1 ½ pon ubi jalar, kupas dan potong-potong berukuran 1 inci

½ bawang bombay, cincang halus

secangkir air

½ kubus sayuran, remuk

1 sendok makan. Minyak zaitun yang tidak dimurnikan

½ sendok teh jintan

½ sendok teh ketumbar bubuk

½ sendok teh garam masala

½ sendok teh bubuk cabai

paprika hitam

½ pon kol, cincang kasar

Masukkan semua bahan ke dalam slow cooker kecuali yang terakhir.

Taburi dengan segenggam kol dan isi slow cooker.

Jika Anda tidak bisa memasukkan semuanya sekaligus, biarkan batch pertama matang terlebih dahulu dan tambahkan lebih banyak kol.

Masak selama 3 sampai 4 jam dengan api sedang sampai ubi empuk.

Selada air Jalapeno dan parsnip

BAHAN-BAHAN

1 ½ pon parsnip, kupas dan potong-potong berukuran 1 inci

½ bawang merah, cincang halus

secangkir air

½ kubus sayuran, remuk

1 sendok makan. Minyak zaitun yang tidak dimurnikan

½ sendok teh jintan

½ sendok teh lada jalapeno, cincang

1 lada ancho, cincang

paprika hitam

½ pon selada air, cincang kasar

Masukkan semua bahan ke dalam slow cooker kecuali yang terakhir.

Masukkan segenggam bayam dan isi slow cooker.

Jika Anda tidak bisa memasukkan semuanya sekaligus, biarkan batch pertama matang terlebih dahulu dan tambahkan lebih banyak bayam.

Masak selama 3 hingga 4 jam dengan api sedang sampai parsnip empuk.

Selada air dan brokoli dalam saus cabai dan bawang putih

BAHAN-BAHAN

1 ½ pon wortel, kupas dan potong-potong berukuran 1 inci

1/2 paun brokoli, kupas dan potong 1 inci

½ bawang bombay, cincang halus

secangkir air

½ kubus sayuran, remuk

1 sendok makan. minyak wijen

½ sendok teh saus lada bawang putih

½ sdt. jus jeruk nipis

½ sdt. bawang hijau cincang

paprika hitam

½ pon selada air, cincang kasar

Masukkan semua bahan ke dalam slow cooker kecuali yang terakhir.

Tuang segenggam selada air di atasnya dan isi slow cooker.

Jika Anda tidak bisa memasukkan semuanya sekaligus, biarkan adonan pertama matang dan tambahkan lebih banyak selada air.

Masak selama 3 hingga 4 jam dengan api sedang hingga wortel lunak.

Bok Choy Pedas dan Brokoli

BAHAN-BAHAN

1 pon brokoli, kupas dan potong 1 inci

1/2 pon champignon, iris

½ bawang bombay, cincang halus

secangkir air

½ kubus sayuran, remuk

1 sendok makan. minyak wijen

½ sendok teh bubuk lima bumbu Cina

½ sendok teh merica Sichuan

½ sendok teh bubuk cabai

paprika hitam

½ pon bok choy, cincang kasar

Masukkan semua bahan ke dalam slow cooker kecuali yang terakhir.

Taburi dengan beberapa bok choy dan isi slow cooker.

Jika Anda tidak bisa memasukkan semuanya sekaligus, biarkan yang pertama memasak batch pertama dan tambahkan lebih banyak bok choy.

Masak selama 3 hingga 4 jam dengan api sedang hingga brokoli empuk.

Bayam dan jamur shiitake

BAHAN-BAHAN

1 ½ pon kembang kol, kupas dan potong menjadi 1 inci

½ pon jamur shiitake, iris

½ bawang merah, cincang halus

segelas kaldu sayuran

2 sdm. minyak biji wijen

½ sendok teh cuka

½ sendok teh bawang putih, cincang

paprika hitam

½ pon bayam segar, cincang kasar

Masukkan semua bahan ke dalam slow cooker kecuali yang terakhir.

Masukkan segenggam bayam dan isi slow cooker.

Jika Anda tidak bisa memasukkan semuanya sekaligus, biarkan batch pertama matang terlebih dahulu dan tambahkan lebih banyak bayam.

Masak selama 3 hingga 4 jam dengan api sedang hingga kembang kol empuk.

Bayam dan kentang dengan pesto

BAHAN-BAHAN

1 ½ pon kentang, kupas dan potong-potong berukuran 1 inci

½ bawang bombay, cincang halus

segelas kaldu sayuran

1 sendok makan. Minyak zaitun yang tidak dimurnikan

2 sdm. Saus Pesto

paprika hitam

½ pon bayam segar, cincang kasar

Masukkan semua bahan ke dalam slow cooker kecuali yang terakhir.

Masukkan segenggam bayam dan isi slow cooker.

Jika Anda tidak bisa memasukkan semuanya sekaligus, biarkan batch pertama matang terlebih dahulu dan tambahkan lebih banyak bayam.

Masak selama 3 hingga 4 jam dengan api sedang hingga kentang empuk.

Kari ubi jalar dan kol

BAHAN-BAHAN

1 ½ pon ubi jalar, kupas dan potong-potong berukuran 1 inci

½ bawang bombay, cincang halus

segelas kaldu sayuran

1 sendok makan. Minyak zaitun yang tidak dimurnikan

2 sdm. bubuk kari merah

paprika hitam

½ pon kol segar, cincang kasar

Masukkan semua bahan ke dalam slow cooker kecuali yang terakhir.

Tambahkan segenggam kol dan isi slow cooker.

Jika Anda tidak bisa mendapatkan semuanya sekaligus, biarkan batch pertama matang dan tambahkan lebih banyak kubis.

Masak selama 3 sampai 4 jam dengan api sedang sampai ubi empuk.

Atasan lobak dan lobak dengan pesto

BAHAN-BAHAN

1 ½ pon lobak, kupas dan potong-potong berukuran 1 inci

½ bawang bombay, cincang halus

segelas kaldu sayuran

1 sendok makan. Minyak zaitun yang tidak dimurnikan

2 sdm. Saus Pesto

paprika hitam

½ pon lobak hijau segar, cincang kasar

Masukkan semua bahan ke dalam slow cooker kecuali yang terakhir.

Hiasi dengan segenggam lobak hijau dan isi slow cooker.

Jika Anda tidak bisa memasukkan semuanya sekaligus, biarkan yang pertama memasak batch pertama dan tambahkan lebih banyak lobak.

Masak selama 3 hingga 4 jam dengan api sedang hingga lobak empuk.

Swiss chard dan wortel dengan pesto

BAHAN-BAHAN

1 ½ pon wortel, kupas dan potong-potong berukuran 1 inci

½ bawang merah, cincang halus

segelas kaldu sayuran

2 sdm. Minyak zaitun yang tidak dimurnikan

3 sdm. Saus Pesto

paprika hitam

½ pon bit segar, cincang kasar

Masukkan semua bahan ke dalam slow cooker kecuali yang terakhir.

Tuang segenggam Swiss chard di atasnya dan isi slow cooker.

Jika Anda tidak bisa memasukkan semuanya sekaligus, biarkan batch pertama matang dan tambahkan lebih banyak Swiss chard.

Masak selama 3 hingga 4 jam dengan api sedang hingga wortel lunak.

Bok Choy dan Wortel dalam Saus Bawang Putih Cabai

BAHAN-BAHAN

1 ½ pon wortel, kupas dan potong-potong berukuran 1 inci

½ bawang bombay, cincang halus

segelas kaldu sayuran

1 sendok makan. minyak wijen

4 siung bawang putih, cincang

2 sdm. saus cabai bawang putih

paprika hitam

½ pon Bok Choy segar, cincang kasar

Masukkan semua bahan ke dalam slow cooker kecuali yang terakhir.

Taburi dengan beberapa Bok Choy dan isi slow cooker.

Jika Anda tidak bisa memasukkan semuanya sekaligus, biarkan yang pertama memasak adonan pertama dan tambahkan lebih banyak Bok Choy.

Masak selama 3 hingga 4 jam dengan api sedang hingga wortel lunak.

Lobak hijau dan parsnip dimasak dengan api kecil

BAHAN-BAHAN

1 ½ pon parsnip, kupas dan potong-potong berukuran 1 inci

½ bawang bombay, cincang halus

segelas kaldu sayuran

1 sendok makan. Minyak zaitun yang tidak dimurnikan

paprika hitam

½ pon lobak hijau segar, cincang kasar

Masukkan semua bahan ke dalam slow cooker kecuali yang terakhir.

Masukkan segenggam bayam dan isi slow cooker.

Jika Anda tidak bisa memasukkan semuanya sekaligus, biarkan batch pertama matang terlebih dahulu dan tambahkan lebih banyak bayam.

Masak selama 3 hingga 4 jam dengan api sedang hingga kentang empuk.

Kubis dan Brokoli Dimasak Lambat

BAHAN-BAHAN

1 ½ pon kuntum brokoli

½ bawang bombay, cincang halus

segelas kaldu sayuran

1 sendok makan. Minyak zaitun yang tidak dimurnikan

2 sdm. Saus Pesto

paprika hitam

½ pon kol segar, cincang kasar

Masukkan semua bahan ke dalam slow cooker kecuali yang terakhir.

Taburi dengan segenggam kol dan isi slow cooker.

Jika Anda tidak bisa memasukkan semuanya sekaligus, biarkan batch pertama matang terlebih dahulu dan tambahkan lebih banyak kol.

Masak selama 3 sampai 4 jam dengan api sedang sampai kuntum brokoli empuk.

Endive dan wortel dimasak dengan pesto

BAHAN-BAHAN

1 ½ pon wortel, kupas dan potong-potong berukuran 1 inci

½ bawang bombay, cincang halus

segelas kaldu sayuran

1 sendok makan. Minyak zaitun yang tidak dimurnikan

2 sdm. Saus Pesto

paprika hitam

½ pon endive segar, cincang kasar

Masukkan semua bahan ke dalam slow cooker kecuali yang terakhir.

Tambahkan segenggam endives dan isi slow cooker.

Jika Anda tidak bisa memasukkan semuanya sekaligus, biarkan batch pertama matang terlebih dahulu dan tambahkan lebih banyak endive.

Masak selama 3 hingga 4 jam dengan api sedang hingga wortel lunak.

Selada Romaine yang Dimasak Lambat dan Kubis Brussel

BAHAN-BAHAN

1 ½ pon kubis Brussel

½ bawang bombay, cincang halus

segelas kaldu sayuran

1 sendok makan. Minyak zaitun yang tidak dimurnikan

paprika hitam

½ pon selada romaine segar, cincang kasar

Masukkan semua bahan ke dalam slow cooker kecuali yang terakhir.

Tuang segenggam salad di atasnya dan isi slow cooker.

Jika Anda tidak bisa memasukkan semuanya sekaligus, biarkan batch pertama matang dan tambahkan lebih banyak romaine.

Masak selama 3 jam dengan api sedang sampai kubis Brussel empuk.

Kentang yang dimasak endive dan lambat

BAHAN-BAHAN

1 ½ pon kentang, kupas dan potong-potong berukuran 1 inci

½ bawang bombay, cincang halus

segelas kaldu sayuran

1 sendok makan. Minyak zaitun yang tidak dimurnikan

1 sendok teh. bumbu Italia

paprika hitam

½ pon endive segar, cincang kasar

Masukkan semua bahan ke dalam slow cooker kecuali yang terakhir.

Masukkan segenggam bayam dan isi slow cooker.

Jika Anda tidak bisa memasukkan semuanya sekaligus, biarkan batch pertama matang terlebih dahulu dan tambahkan lebih banyak bayam.

Masak selama 3 hingga 4 jam dengan api sedang hingga kentang empuk.

Sayuran lobak dan lobak yang dimasak lambat dengan mentega vegan vegan

BAHAN-BAHAN

1 ½ pon lobak, kupas dan potong-potong berukuran 1 inci

½ bawang bombay, cincang halus

segelas kaldu sayuran

4 sdm. mentega atau margarin vegan

2 sdm. jus jeruk nipis

3 siung bawang putih, cincang

paprika hitam

½ pon lobak hijau segar, cincang kasar

Masukkan semua bahan ke dalam slow cooker kecuali yang terakhir.

Hiasi dengan segenggam lobak hijau dan isi dengan slow cooker.

Jika Anda tidak bisa memasukkan semuanya sekaligus, biarkan yang pertama memasak batch pertama dan tambahkan lebih banyak lobak.

Masak selama 3 hingga 4 jam dengan api sedang hingga lobak empuk.

Kubis dan parsnip ditumis dengan mentega vegan

BAHAN-BAHAN

1 ½ pon parsnip, kupas dan potong-potong berukuran 1 inci

½ bawang bombay, cincang halus

segelas kaldu sayuran

4 sdm. mentega vegan yang meleleh

2 sdm. jus lemon

paprika hitam

½ pon kol segar, cincang kasar

Masukkan semua bahan ke dalam slow cooker kecuali yang terakhir.

Taburi dengan segenggam kol dan isi slow cooker.

Jika Anda tidak bisa memasukkan semuanya sekaligus, biarkan batch pertama matang terlebih dahulu dan tambahkan lebih banyak kol.

Masak selama 3 hingga 4 jam dengan api sedang sampai parsnip empuk.

Bayam dan Wortel Gaya Cina yang Dimasak Lambat

BAHAN-BAHAN

1 ½ pon wortel, kupas dan potong-potong berukuran 1 inci

½ bawang bombay, cincang halus

segelas kaldu sayuran

1 sendok makan. minyak wijen

2 sdm. Saus hoisin

paprika hitam

½ pon bayam segar, cincang kasar

Masukkan semua bahan ke dalam slow cooker kecuali yang terakhir.

Masukkan segenggam bayam dan isi slow cooker.

Jika Anda tidak bisa memasukkan semuanya sekaligus, biarkan batch pertama matang terlebih dahulu dan tambahkan lebih banyak bayam.

Masak selama 3 hingga 4 jam dengan api sedang hingga wortel lunak.

Bok Choy dan Wortel Slow Cooker

BAHAN-BAHAN

1 ½ pon wortel, kupas dan potong-potong berukuran 1 inci

½ bawang bombay, cincang halus

segelas kaldu sayuran

1 sendok makan. minyak wijen

1 sendok makan. minyak canola

2 sdm. Saus hoisin

paprika hitam

½ pon Bok Choy segar, cincang kasar

Masukkan semua bahan ke dalam slow cooker kecuali yang terakhir.

Taburi dengan beberapa bok choy dan isi slow cooker.

Jika Anda tidak bisa memasukkan semuanya sekaligus, biarkan yang pertama memasak batch pertama dan tambahkan lebih banyak bok choy.

Masak selama 3 hingga 4 jam dengan api sedang hingga wortel lunak.

Slow Cooker Mikro Sayuran dan Kentang

BAHAN-BAHAN

1 ½ pon kentang, kupas dan potong-potong berukuran 1 inci

½ bawang bombay, cincang halus

segelas kaldu sayuran

2 sdm. Minyak zaitun yang tidak dimurnikan

1 sendok teh. biji annato

1 sendok teh. jinten

1 sendok teh. jus jeruk nipis

paprika hitam

½ pon sayuran mikro segar, cincang kasar

Masukkan semua bahan ke dalam slow cooker kecuali yang terakhir.

Tuang segenggam sayuran mikro di atasnya dan isi slow cooker.

Jika Anda tidak bisa memasukkan semuanya sekaligus, biarkan yang pertama memasak batch pertama dan tambahkan lebih banyak sayuran hijau.

Masak selama 3 hingga 4 jam dengan api sedang hingga kentang empuk.

Kikis sisinya dan sajikan.

www.ingramcontent.com/pod-product-compliance
Lightning Source LLC
Chambersburg PA
CBHW070411120526
44590CB00014B/1358